AF363535

ÉTUDES

SUR LA

CONTAGION DU CHARBON

CHEZ LES ANIMAUX DOMESTIQUES

PAR

M. C. DAVAINE

EXTRAIT DU BULLETIN DE L'ACADÉMIE IMPÉRIALE DE MÉDECINE.
1870, tome XXXV, page 215.

PARIS

J.-B. BAILLIÈRE et FILS

LIBRAIRES DE L'ACADÉMIE IMPÉRIALE DE MÉDECINE

Rue Hautefeuille, 19, près du boulevard Saint-Germain

1870

ÉTUDES

SUR LA

CONTAGION DU CHARBON

CHEZ LES ANIMAUX DOMESTIQUES

Par M. C. DAVAINE.

La maladie charbonneuse cause de grands dommages à l'agriculture : dans certaines contrées, c'est par millions de francs que l'on compte les pertes qu'elle lui fait subir annuellement (M. Isidore Pierre estime à 3 millions de francs, en moyenne, par an, les pertes pour la Beauce, et M. Verrier à 550 000 francs, en moyenne, par année, celles de l'arrondissement de Provins).

D'un autre côté, lorsque la maladie règne chez les animaux, elle est un véritable danger pour l'homme.

On comprend donc qu'elle ait vivement préoccupé les populations, menacées dans leur fortune et dans leur vie, les médecins et les vétérinaires appelés à remédier à ses ravages, les gouvernements, protecteurs naturels de tous les intérêts.

Aussi, depuis plus d'un siècle, la maladie charbonneuse a-t-elle été l'objet des études individuelles ou collectives d'un grand nombre de savants et d'observateurs. Ces études n'ont point produit tous les résultats que l'on en pouvait espérer : bien des points, et des plus importants, restent à élucider ; il en est cependant qui sont définitivement acquis ou qui ne sont plus en discussion.

Je vais résumer ici ceux qui ont un rapport plus ou moins direct avec la question dont je m'occupe aujourd'hui :

1° La maladie charbonneuse se communique des animaux malades aux animaux sains sans contact immédiat ; c'est-à-dire à distance, fait que l'on a expliqué par la supposition d'un *virus volatil*.

2° La contagion ne se produit point à de grandes distances, mais toujours dans un rayon assez limité.

3° L'émigration des troupeaux envahis est un moyen ordinairement efficace de les préserver des ravages ultérieurs de la maladie.

4° L'importance des pertes occasionnées par le charbon est imputable à la contagion, ou, en d'autres termes, les cas de charbon dont la filiation ne peut être déterminée, ceux qu'on dirait spontanés, ne sont pas assez nombreux pour causer à l'agriculture des pertes importantes.

Ces propositions ne paraissent plus contestées par les hommes qui se sont occupés spécialement de la maladie charbonneuse chez les animaux domestiques. Si ces propositions sont vraies, le moyen le plus efficace de protéger l'agriculture, c'est de s'opposer à la contagion. Comme nous venons de le dire, c'est à elle seule que le charbon doit d'être une maladie désastreuse; mais, pour s'opposer efficacement à la contagion, il faut connaître quel est son mode et quels sont ses moyens de propagation.

Avant d'aborder cette étude, il n'est pas inutile d'examiner quels sont les caractères de la contagion : rien certainement de plus bizarre, et qui ait plus déjoué toutes les recherches, les suppositions et les explications. C'est ce que montrent les exemples suivants, que j'ai pris parmi beaucoup d'autres semblables dans les recueils de médecine vétérinaire :

1° Un troupeau médiocrement atteint du charbon perd de loin en loin quelques bêtes; le temps devient orageux, la mortalité augmente dans des proportions considérables; survient le vent du nord, elle diminue instantanément ou disparaît complétement.

2° Des troupeaux parqués dans les champs sont décimés par la maladie, tandis que ceux qui séjournent à la ferme en sont tout à fait préservés. D'autres fois, au contraire, la maladie sévit à l'étable et non aux champs.

3° Dans une ferme, le charbon se communique successivement à plusieurs étables ; cependant les bœufs placés à côté de ceux qui succombent ne sont point atteints.

4° Pendant une épizootie observée par Roche-Lubin, quatre-vingt-huit bœufs succombent ; or, ceux qui contractent la maladie sont placés à 8 et à 12 mètres les uns des autres, tandis que les voisins immédiats des bêtes malades qui les flairaient et les léchaient furent préservés.

5° On sait que le charbon règne en été et en automne, et que les années les plus chaudes sont les plus maltraitées ; cependant tel agriculteur vous dira que ses troupeaux ont été décimés pendant l'hiver.

6° Des faits très-nombreux établissent que des troupeaux, pour s'être approchés une journée ou même quelques heures d'un foyer charbonneux, ont été atteints par la maladie ; que d'autrefois cette maladie a été importée par un animal infecté qui avait été introduit dans l'étable ou dans la bergerie. D'un autre côté, des expérimentateurs cherchent vainement, par des moyens analogues, à propager le charbon. Bien plus, ils appliquent sur des bêtes ovines récemment tondues la peau de bêtes mortes du charbon ; ils font respirer à un mouton, dont la tête est renfermée dans un sac, les émanations du sang charbonneux qu'on y a placé, et cela sans déterminer jamais les phénomènes de la maladie charbonneuse.

On voit, d'après ces faits qui paraissent souvent contradictoires, comment les opinions ont pu se partager relativement au mode de la propagation du charbon ; les uns donnant plus d'importance aux faits qui prouvent la contagion, les autres plus à ceux qui semblent l'infirmer ; enfin, d'autres, et ce sont les plus nombreux, ne se refusant point à admettre la contagion dans certains cas, mais cherchant en dehors d'elle l'explication des allures bizarres et capricieuses de la maladie.

C'est ainsi que, suivant les circonstances diverses dans lesquelles se sont trouvés les observateurs, chacun a attribué l'épizootie dont il était témoin à l'une ou à l'autre de ces circonstances. Celui-ci, placé dans un pays riche, invoque l'excès de nourriture; celui-là, placé dans un pays pauvre, accuse l'insuffisance ou la mauvaise qualité des aliments ; pour l'un, c'est la sécheresse et l'aridité du sol ; pour un autre, c'est son état marécageux ; et l'on voit donner pour cause à la maladie charbonneuse les prairies artificielles, les fourrages moisis ou envahis par des cryptogames, la constitution du sol ou du sous-sol, etc. Je ne m'arrêterai pas à toutes ces opinions, dont l'exposition ne pourrait servir à éclairer la question que je me hâte d'aborder.

On connaît depuis longtemps le rôle que jouent les mouches dans la transmission du charbon des animaux à l'homme, chez qui, généralement, il se manifeste sous la forme d'une pustule initiale.

Quant à la transmission du charbon chez les animaux entre eux, le transport par les mouches a été à peine invoqué, sans doute parce que l'invasion du charbon sous la forme d'une pustule a été rarement observée, si rarement même que la plupart des vétérinaires nient que la pustule maligne existe chez les animaux.

M. Magne est, je crois, le seul aujourd'hui qui admette que les mouches ne sont pas toujours étrangères à la transmission du charbon dans les troupeaux ; mais je pense que notre honoré collègue n'a point cherché à étayer cette opinion de preuves décisives.

Pour moi, mon attention ayant été appelée, il y a quelques années, sur la propagation par les mouches de certaines maladies contagieuses des végétaux, j'ai été naturellement amené à étudier l'action particulière de ces insectes sur la propagation du charbon. Sachant comment une substance virulente peut être facilement transportée par les organes de succion des mouches, il ne m'est plus resté de doutes, relativement au charbon, après que des expériences multipliées m'eurent appris qu'il suffit de la millionième partie d'une goutte de sang infecté, et parfois de moins encore, pour transmettre la maladie. Aussi déjà, en 1868,

j'ai pu dire : « Cette quantité infinitésimale de sang qui
» suffit à transmettre la maladie charbonneuse est en rapport
» avec l'inoculation de la pustule maligne par le suçoir des
» mouches. Elle peut donner à penser aussi que, dans les
» troupeaux, la contagion du charbon, si difficile à expli-
» quer, pourrait souvent se faire de la même manière » (1).

J'ai exposé avec plus de développements les raisons de
cette manière de voir devant une commission de la Société
protectrice des animaux, qui avait pour but de rechercher les
moyens de préserver les animaux domestiques de la maladie charbonneuse, commission dont faisaient partie deux
de nos collègues de la section de médecine vétérinaire
(1867-1868).

Pendant l'automne dernier, j'entrepris de vérifier expérimentalement cette opinion relative à la transmission du
charbon par les mouches ; mes expériences n'étaient point
encore toutes terminées lorsque M. Raimbert publia des
recherches, dont quelques-unes sont analogues à celles que
j'avais moi-même entreprises.

Je vais donc exposer d'abord les expériences de M. Raimbert, qui ont sur les miennes la priorité de la publicité. Je
les citerai textuellement, d'après le mémoire que ce savant a
adressé à l'Académie au mois d'octobre dernier (2) :

« J'ai enlevé, dit M. Raimbert, à deux mouches bleues, qui
» étaient restées de douze à vingt-quatre heures sous une
» cloche avec du sang charbonneux, leur trompe, leurs ailes
» et leurs pattes de devant et de derrière ; j'ai ensuite inoculé
» (l'auteur ne dit pas par quel procédé) à un cobaye une
» trompe, deux ailes et quatre pattes, et à un autre seule-
» ment une aile et deux pattes. Ces deux animaux sont
» morts au bout de soixante heures. Le sang de leur rate et
» de leur cœur contenait de nombreuses bactéridies. »

Voici maintenant quels ont été les résultats de mes expé-

(1) *Bulletin de l'Académie de médecine*, 1868, t. XXXIII, p. 816. —
Davaine, *Expériences relatives à la durée de l'incubation des maladies
charbonneuses.*

(2) Raimbert, *Bulletin de l'Académie de médecine*, 1869, t. XXXIV.

riences. Je les donne toutes sans exception, afin que l'on puisse avoir sur la question des notions exactes.

Première expérience. — Un lambeau de peau grand comme une lentille est enlevé sur le cou d'un cobaye, près de la nuque. On place sur la plaie le bout des pattes, c'est-à-dire le tarse et le métatarse, de trois mouches qui avaient été maintenues depuis la veille sous une cloche de verre avec du sang charbonneux. Ce cobaye est ensuite placé seul dans une cage, afin que d'autres ne le lèchent pas. Une heure après l'opération, par suite des mouvements de l'animal, la plupart des pattes ne se trouvent plus sur la plaie. Celle-ci, tiraillée par les mouvements de la tête, reste vive; le lendemain, un gonflement œdémateux, très-prononcé, existe à sa base, et l'animal meurt au bout de trente-quatre heures. L'autopsie et l'examen microscopique ont permis de constater tous les caractères du charbon, qu'il serait inutile de rapporter ici.

Deuxième expérience. — Une plaie semblable est faite sur le dos d'un autre cobaye; on y place trois trompes de mouches qui avaient sucé du sang charbonneux; la plaie se dessèche bientôt et l'animal ne contracte pas le charbon.

Troisième expérience. — Le suçoir d'une mouche, qui avait été placée sous une cloche de verre depuis la veille avec du sang charbonneux, est introduit sous la peau d'un cobaye, derrière l'oreille, par une piqûre faite avec une aiguille à cataracte. Au bout de vingt-quatre heures, une tumeur œdémateuse se forme autour de la piqûre, et l'animal meurt cinquante-trois heures après l'opération. Par l'autopsie et l'examen microscopique, je reconnus tous les caractères du charbon. La tumeur développée au point inoculé, dans ce cas, comme dans le précédent, était formée par de la sérosité qui contenait un grand nombre de bactéridies.

Quatrième expérience. — Un autre cobaye, inoculé de la même manière, avec un suçoir de mouche, offrit trente heures après une tumeur œdémateuse au point inoculé, et mourut du charbon au bout de quarante-deux heures.

Cinquième expérience. — Une expérience semblable, faite dans les mêmes conditions, donna les mêmes résultats.

Ces cinq expériences, dont quatre ont été suivies de mort, ont été faites avec des mouches qui, au moment où l'inoculation a été pratiquée, se trouvaient en contact avec du sang charbonneux; mais bien des faits de transmission de la maladie ne pourraient être expliqués si la mouche ne gardait pas, pendant un certain temps après avoir eu ce contact, la faculté d'inoculer le charbon.

Pour résoudre cette question, j'ai fait les expériences suivantes :

J'ai placé sous une cloche de verre une certaine quantité de sang charbonneux frais, puis j'ai introduit cinq mouches sous cette cloche. Au bout de vingt-quatre heures, j'ai retiré le sang charbonneux et je l'ai remplacé par un liquide sucré; car les mouches ne vivent pas longtemps sans aliments.

6e *Expérience.* — L'une de ces mouches est extraite de la cloche quarante et une heures après que le sang charbonneux en avait été retiré; ses pattes sont introduites dans la peau d'un cobaye près de l'oreille. Un gonflement œdémateux se déclare autour de ces piqûres, et l'animal meurt soixante heures environ après l'opération. L'autopsie et l'examen microscopique font reconnaître tous les caractères du charbon.

7e *Expérience.* — Le suçoir de cette mouche, introduit de même sous la peau, n'a donné aucun résultat.

8e *Expérience.* — Une autre mouche est extraite trois jours après avoir eu le contact du sang charbonneux; cinq pattes sont introduites par des piqûres dans la peau d'un cobaye. Un œdème se déclare aux points inoculés, et l'animal meurt du charbon cinquante et une heures après l'opération.

9e *Expérience.* — Le suçoir de cette même mouche est introduit dans la peau d'un cobaye par une piqûre; il se forme, comme dans le cas précédent, une tumeur charbonneuse, suivie du même résultat.

10e, 11e, 12e *Expériences.* — Les pattes et les suçoirs des trois autres mouches ont été introduits successivement à vingt-quatre heures d'intervalle, sous la peau de trois cobayes sans aucun résultat.

Ces expériences prouvent donc que les mouches peuvent inoculer le charbon trois jours encore après avoir sucé le sang d'un animal atteint de cette maladie; ces expériences, toutefois, n'ont point été assez multipliées pour que l'on puisse dire que c'est là une limite extrême.

La mouche dont je me suis servi est la *Musca vomitoria,* Linnée, connue vulgairement sous le nom de *mouche à viande.* Sa bouche, inerme, semblable à celle de la mouche domestique, est pourvue d'un suçoir membraneux, mou, terminé par deux lèvres épaisses et couvertes de poils : on dirait d'un goupillon qui sort tout imbibé du liquide dans lequel il a été plongé. Cette trompe ne peut pénétrer dans les tissus ou dans les téguments des animaux ; mais elle peut, aussi bien que les pattes ou les ailes, reporter sur une plaie le sang dont elle est chargée ; or, les bœufs et les chevaux sont fréquemment blessés par le joug ou le collier, les moutons par la dent du chien. Quant au sang virulent, la mouche le trouve dans les hémorrhagies si communes chez les animaux atteints du charbon ; ou sinon, les hommes qui donnent des soins à ces animaux se chargent de le fournir, car ils se hâtent généralement de saigner les bêtes malades, de poser des sétons, d'inciser largement les tumeurs charbonneuses, laissant tous les liquides s'écouler sur la litière de l'étable ou de la bergerie ; puis enfin, après la mort, ils ouvrent les cadavres et les laissent en proie aux insectes sous quelque hangar de la ferme.

On s'étonne, en voyant le résultat des expériences qui viennent d'être rapportées, que, dans les étables et les bergeries qui sont toujours infestées de mouches, la mortalité par le charbon ne soit pas plus considérable encore.

Les mouches inermes, telles que la mouche domestique, la mouche à viande et beaucoup d'autres, sont moins communes en rase campagne que dans les fermes, et ce n'est point à elles, sans doute, qu'il faut imputer les épizooties meurtrières qui déciment les troupeaux dans les champs. Ici, ce sont surtout les mouches armées, les mouches *piquantes*, qui propagent le charbon ; ce sont particulièrement les taons, qui harcèlent tous les animaux vivant en liberté.

Ce fait n'a point été démontré expérimentalement, mais l'analogie le prouve avec évidence : en effet, la bouche du taon est constituée par une trompe molle, pourvue de lèvres épaisses et couvertes de poils, semblable de tous points à celle des mouches inermes. Elle possède en plus des pièces cornées, véritables lancettes, qui incisent les téguments ; la plaie livre passage à la trompe, qui se charge de sang. Bientôt après, car ces animaux sont très-voraces, la trompe, encore tout imbibée de liquide, est reportée par le même procédé sous les téguments d'un autre animal. Si donc le précédent avait le sang virulent, l'inoculation s'opère comme je l'ai fait moi-même expérimentalement. Une seule différence existe : c'est la nature de l'instrument perforant.

On a vu dans mes expériences que le charbon s'est déclaré par une tumeur œdémateuse sous-cutanée, et non par une pustule superficielle. La lésion qui prend initialement la forme de la pustule désignée sous le nom de maligne, survient lorsque le virus a été déposé dans le corps muqueux de la peau. Toutes les fois qu'il pénètre plus profondément, soit à la faveur d'une plaie, soit par une piqûre ou par une injection, on voit survenir un œdème, une tumeur charbonneuse ; or, ce sont là les conditions ordinaires de la transmission par les mouches inermes, qui déposent le sang sur une plaie, ou par les taons qui sont fortement armés, et dont la piqûre profonde atteint les vaisseaux d'où l'on voit sourdre le sang. Ce ne sont point ces espèces de mouches qui donnent ordinairement la pustule maligne.

Ainsi l'on pourrait expliquer la rareté de cette pustule chez les animaux ; mais on peut en donner encore pour raison qu'on l'a peu recherchée, et, qu'à travers la toison ou les poils, elle n'est visible que pour qui la cherche. Par ces considérations et par d'autres qu'il serait trop long d'exposer ici, l'absence de la pustule maligne chez les animaux ne peut être un argument valable contre l'opinion de la transmission du charbon par les mouches.

On ne s'attendra pas, sans doute, à trouver dans les recueils de médecine vétérinaire beaucoup de faits pathologiques qui confirment cette opinion, l'attention des observateurs n'ayant point été appelée sur la question. Je n'ai pas fait à ce sujet de recherches spéciales ; cependant, j'ai rencontré deux observations qui m'ont paru assez significatives :

M. Garreau dit : « Un cheval, atteint de phlébite ulcéreuse » à la jugulaire fut conduit à ma consultation. Il fut mis » dans l'écurie, à l'endroit même où le cadavre d'une brebis, » *morte des suites de l'inoculation d'une pustule maligne de* » *l'homme*, avait séjourné six à sept heures et où nous avions » fait l'autopsie........ Il me fut présenté de nouveau quatre » jours après, avec un engorgement charbonneux considé- » rable, qui s'étendait de la pointe de l'épaule à l'encolure : » ce cheval mourut le lendemain (1). »

Dans l'enquête sur le charbon faite par la commission de la Société protectrice des animaux, dont j'ai déjà parlé, se trouve le fait suivant, rapporté par un vétérinaire dont le nom n'est pas donné :

« Cheval hongre *mort du charbon.* — Au bord supérieur de » l'encolure, un peu à droite, existe une blessure récente » du collier qui est devenue le siége d'un engorgement du » volume des deux poings, *ayant les caractères de la tumeur* » *charbonneuse.* »

On sait que le charbon, chez le cheval et le bœuf, s'accompagne souvent d'une ou de plusieurs tumeurs œdémateuses extérieures ; or, il n'est point douteux pour moi que ces tumeurs se forment aux points d'introduction du virus ; en effet, sur environ 500 animaux de diverses espèces que j'ai inoculés, et par divers procédés, je n'ai jamais observé l'œdème ou la tumeur charbonneuse en dehors du point inoculé. Dans l'état actuel de nos connaissances, personne, sans doute, ne soutiendra que cette tumeur est le résultat

____

(1) Garreau, *Recueil de médecine vétérinaire*, 1856, p. 381.

d'un effort de la nature qui porte le virus au dehors. Je ne doute pas que de nouvelles observations ne viennent confirmer l'origine tout extérieure des tumeurs charbonneuses, et c'est là une considération nouvelle en faveur de la théorie de l'inoculation de la maladie par les mouches.

Si la contagion du charbon dans les troupeaux s'établit par ces insectes, toutes les conditions, tous les faits plus ou moins contradictoires et singuliers dont nous avons parlé, doivent s'expliquer par elle. Examinons donc à ce point de vue chacune de ces conditions et chacun de ces faits :

La communication à distance n'a pas besoin de nous arrêter. Cette communication, restreinte dans un petit cercle, est parfaitement en rapport avec les mœurs des mouches qui ne quittent guère les parages où elles sont nées, et dont le vol n'est pas assez puissant pour qu'elles se transportent à de grandes distances ; ainsi s'explique la localisation d'une épizootie dans une étable, dans une ferme, dans un village, dans le champ où les troupeaux parquent jour et nuit.

La cessation de l'épizootie par l'émigration s'explique d'une manière aussi satisfaisante : lorsque le troupeau quitte la ferme, les mouches l'attendent au retour, et ne l'accompagnent pas au loin ; à mesure qu'il abandonne ses malades et ses morts, les mouches de la route se repaissent sur place et ne vont point lui reporter le virus dont elles se sont chargées. Au terme du voyage, comme la caravane atteinte du choléra qui s'épure en traversant un long désert, le troupeau a laissé en chemin les bêtes qui eussent pu fournir un nouveau foyer de contagion.

Tout le monde sait que, par un temps orageux, les mouches deviennent très-irritantes, à tel point qu'il est dangereux de conduire de jeunes chevaux dans certains parages où elles sont en grand nombre. On sait de même qu'avec le vent du nord ces insectes cherchent un abri et disparaissent; ainsi peut s'expliquer l'action différente du temps orageux et du vent froid sur l'intensité de la contagion dans la campagne.

Dans une étable ou dans une ferme, pourquoi tel bœuf ou tel mouton placé loin d'un animal malade est-il atteint, tandis que le voisin immédiat ne l'est pas ? C'est que les mouches inermes qui habitent les étables, transmettent le virus par les plaies ; c'est donc le cheval ou le bœuf blessé par le collier ou pour le joug et non la bête voisine, le mouton mordu par le chien que recherche l'insecte chargé du virus qu'il a puisé tout à l'heure ou même la veille.

L'intensité de la maladie charbonneuse est généralement en rapport avec la chaleur de l'année ou de la saison ; comment expliquer les épizooties qui déciment les troupeaux en hiver ? La solution de cette question n'est pas difficile : le relevé des épizooties de charbon rapportées dans les recueils de médecine vétérinaire, m'a fait voir qu'aucune ne s'est déclarée pendant l'hiver en rase campagne ; toutes se sont montrées dans les bergeries ; or, on sait que la bergerie, en hiver, est toujours chaude, à tel point que, dans certains pays, les pauvres gens s'y réfugient le soir pour faire la veillée. Les mouches l'habitent pendant toute l'année.

Si certains expérimentateurs n'ont point obtenu des résultats conformes à ceux que rapportent les observateurs, c'est qu'ils n'étaient point placés dans des conditions identiques. Barthélemy l'aîné a renfermé dans une écurie des chevaux charbonneux avec des chevaux sains et n'a pas réussi à communiquer la maladie à ces derniers ; mais il est à remarquer que l'expérience a été faite à Paris, où l'on ne voit que par exception les mouches piquantes ; les autres mouches n'y sont pas non plus très-communes ; d'un autre côté, ce savant ne s'est pas préoccupé, sans doute, de savoir si ses chevaux avaient des plaies. Moi-même, sur plusieurs centaines d'animaux de diverses espèces qui ont cohabité dans mon laboratoire, à Paris, avec des animaux charbonneux, je n'ai point une seule fois observé la contagion.

Mais, lorsque les expériences ont été faites à la campagne, dans des étables ou des bergeries, la transmission du charbon a été obtenue, comme on peut s'en assurer par les rapports de l'association et par ceux de la commission d'Eure-et-Loir.

Les vétérinaires paraissent généralement d'accord aujourd'hui sur ce point que la contagion seule cause les grands désastres de la maladie charbonneuse ; or, les expériences de M. Raimbert et les miennes prouvent que les mouches sont des agents très-actifs de la transmission du charbon. Si l'on considère que la contagion par un virus volatil, c'est-à-dire par une sorte de vapeur qui s'élèverait du corps des animaux infectés, n'a trouvé jusqu'ici aucune explication plausible, tandis que toutes les difficultés sont levées si l'on attribue cette contagion aux mouches, on sera amené à conclure que ces insectes sont les agents de la contagion dans tous ces cas inexplicables, c'est-à-dire dans presque tous les cas.

Comment, avec cette connaissance, s'opposer à la propagation du charbon dans les troupeaux ? Les moyens semblent faciles : C'est de ne pas livrer aux mouches les animaux charbonneux, encore moins leur sang et leurs dépouilles ; c'est, au premier indice de maladie, d'emmener au loin les animaux atteints, si l'on ne veut les assommer et les enterrer tout de suite ; c'est de faire dans les étables et dans les bergeries des fumigations de soufre ou de tabac, au lieu de fumigation de chlore, de ne point laisser s'y accumuler pendant des mois entiers les fumiers dans lesquels se développent les larves de plusieurs espèces de mouches et surtout celles du *stomoxe piquant*, qui, d'après mes recherches, serait la mouche la plus apte à donner la pustule maligne ; c'est enfin de pratiquer l'émigration des troupeaux méthodiquement. En effet, la cause de la contagion étant connue, ou saura qu'il n'est pas utile d'emmener les troupeaux à de grandes distances ; ce qu'il faut, c'est que le voyage ait une durée suffisante pour que toutes les bêtes contagionnées à la ferme restent en chemin. La durée du voyage doit donc être calculée sur celle de l'incubation de la maladie.

On peut légitimement espérer que, par ces moyens et par d'autres que l'expérience montrera, on diminuera, dans de grandes proportions, la gravité des épizooties charbonneuses, et que la maladie sera ramenée à des cas isolés et de plus en plus rares.

Pour obtenir ces résultats, c'est en vain qu'on invoquerait les règlements sanitaires applicables aux maladies contagieuses. Il faut que les hommes préposés à la garde des troupeaux exercent eux-mêmes une surveillance éclairée et qu'ils fassent immédiatement le sacrifice des bêtes malades. Mais peut-on l'attendre d'eux tant qu'ils n'auront pas acquis une conviction profonde sur le mode de contagion du charbon chez les animaux?

Pour amener cette conviction si nécessaire, on ne saurait trop multiplier les arguments, et c'est afin d'apporter dans la question un argument de plus que je prie l'Académie de m'accorder pendant quelques instants encore sa bienveillante attention. Il ne sera plus question du charbon, mais des agents de sa propagation.

Les végétaux sont sujets à des maladies parasitaires ou virulentes. Afin d'avoir des données précises sur la nature des virus qui, me semblait-il, étaient plus faciles à saisir et à étudier chez les végétaux que chez les animaux, je me suis livré, il y a six ans, à des recherches suivies sur ce sujet : j'ai vu, alors, que l'altération connue sous le nom de pourriture n'est point une simple décomposition chimique, mais qu'elle est toujours le résultat de l'invasion d'un parasite microscopique appartenant soit aux infusoires, soit aux champignons inférieurs. Cette altération varie très-notablement chez un même végétal suivant le parasite qui la détermine; la rapidité de la marche, la couleur, le goût, l'odeur, la consistance de la pourriture diffèrent avec les espèces de ces parasites qui, le plus souvent, sont des champignons. La pourriture se transmet par le contact immédiat du parenchyme envahi par le mycélium qu'on pourrait appeler, dans ce cas, un *virus fixe*, et par les spores qui pourraient être regardées comme un *virus volatil*. L'épiderme qui recouvre les végétaux est un obstacle infranchissable à ces virus ; il préserve la plante ou le fruit tant qu'il est intact.

A Paris, deux champignons, le *Penicillium glaucum* et le *Mucor mucedo* sont presque les seuls qui déterminent la pourriture des fruits ; mais, à la campagne, un grand nombre d'autres envahissent les végétaux et les fruits et donnent des pourritures qui ont chacune leurs caractères particuliers.

Pour étudier ces pourritures, j'avais apporté dans mon laboratoire un certain nombre de fruits envahis par des champignons divers, et j'inoculais leurs spores à des fruits intacts que je laissais à l'air libre sur une table. Pendant quelque temps, les expériences marchèrent régulièrement ; mais bientôt, quelque précaution que je prisse pour introduire les spores sous l'épiderme avec une aiguille et par la plus petite plaie possible, j'obtenais presque constamment une pourriture autre que celle que j'avais inoculée.

J'étais sur le point d'abandonner ces expériences, lorsque je m'aperçus qu'à peine avais-je remis sur la table le fruit piqué par mon aiguille, une mouche venait en sucer la petite plaie. J'examinai au microscope la première de ces mouches que je pus saisir ; à mon grand étonnement, je comptai sur son suçoir plus de soixante spores diverses et plus de cent sur chacune de ses pattes. La cause de mes insuccès me fut révélée ; je plaçai désormais les fruits sous des cloches de verre et mes expériences marchèrent régulièrement.

Ajouterai-je ici que des recherches ultérieures m'ont fait reconnaître que, dans la campagne, les mouches sont des agents très-actifs et je dirai universels de la propagation de la pourriture chez les végétaux.

Mais là ne se borne pas la fonction de dissémination qu'accomplissent les mouches : un grand nombre de ces insectes vivent sur les fleurs et se nourrissent de leur miel ; ils transportent donc aussi de l'une à l'autre le pollen et servent à leur fécondation.

Cette fonction des mouches n'a point particulièrement attiré l'attention des observateurs, mais il nous est facile de la juger par analogie : « On sait, dit Darwin, que la visite des » papillons est absolument nécessaire à beaucoup de nos

» orchidées pour mouvoir leurs masses polliniques et les
» féconder. Des expériences constatent que les bourdons
» sont presque indispensables à la fécondation de la pensée
» (*Viola tricolor*) » et les abeilles à celles de plusieurs espèces
de trèfle. Tout le monde connaît, sans doute, l'expérience
remarquable du savant que je viens de citer, relative à la
fécondation du trèfle rouge (*Trifolium pratense*). Cette fécondation ne s'accomplit pas spontanément ; elle ne peut avoir
lieu que par le contact artificiel du pollen sur le stigmate ;
c'est l'œuvre des insectes. Mais le tube de la corolle du trèfle
rouge étant très-long, les bourdons seuls ont la trompe assez
développée pour y puiser le miel et déterminer en même
temps le transport fécondant du pollen. Ainsi la fécondité du
trèfle rouge et son existence même, dans une contrée, sont
en rapport avec le nombre de bourdons qui s'y trouvent.

On voit par ces exemples que les insectes ailés, ceux surtout que l'on connaît ou que l'on confond vulgairement sous
le nom de mouches, portent avec eux la fécondité et la vie,
la destruction et la mort.

La propagation du charbon par les mouches n'est donc
point un phénomène à part, et n'a rien qui doive nous
étonner. Elle n'est qu'un des actes de la grande fonction de
dissémination que ces insectes accomplissent dans la nature.

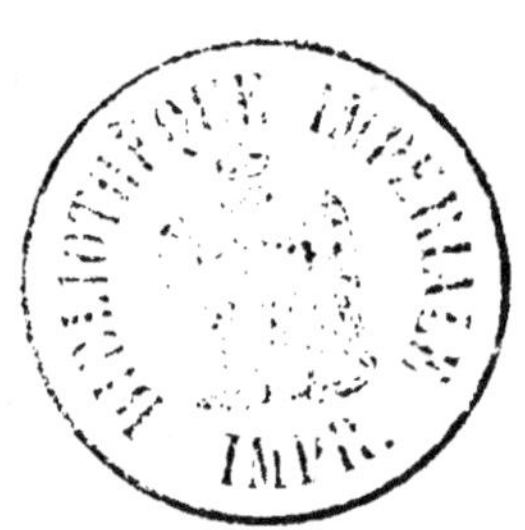

PARIS. — IMP. DE E. MARTINET, RUE MIGNON, 2.